# Basische Ernährung -

Markus Krinner

ISBN: 9781083163929
13-stellige ISBN: 9781083163929

# Inhaltsverzeichnis

# WAS VERSTEHT MAN UNTER EINER BASISCHEN ERNÄHRUNG?

Die basische Ernährung, auch als alkalische Diät, oder alkalische Aschendiät bekannt, geht davon aus, dass Ihre Ernährung den pH-Wert Ihres Körpers verändern kann.

Ihr Stoffwechsel, die Umwandlung von Nahrungsmitteln in Energie, wird manchmal mit dem Verbrennen einer Substanz verglichen. Jeder Stoffwechselvorgang beinhaltet eine chemische Reaktion, die eine feste Masse abbaut. Die chemischen Reaktionen in Ihrem Körper laufen jedoch langsam und kontrolliert ab.

Wenn etwas brennt, bleibt Asche zurück. In ähnlicher Weise hinterlassen die Lebensmittel, die Sie essen, auch einen Ascherückstand, der als Stoffwechselabfall bezeichnet wird.

Dieser Stoffwechselabfall kann alkalisch, neutral oder sauer sein. Befürworter dieser Diät behaupten, dass Stoffwechselabfälle den Säuregehalt Ihres Körpers direkt beeinflussen können. Mit anderen Worten: Wenn Sie Lebensmittel essen, die saure Asche hinterlassen, wird Ihr Blut saurer. Wenn Sie Nahrungsmittel essen, die alkalische Asche hinterlassen, wird Ihr Blut alkalischer.

Nach der Säure-Asche-Hypothese wird angenommen, dass saure Asche Sie anfällig für Krankheiten macht, während alkalische Asche als schützend und deshalb gesund gilt.
Durch die Wahl von vorwiegend alkalischen Lebensmitteln sollten Sie in der Lage sein, Ihren Körper zu "alkalisieren" und Ihre Gesundheit zu verbessern.

Die Ernährung eines durchschnittlichen Bürgers führt beim Abbau der Lebensmittel zu einer übermäßigen Säureproduktion.

**Übermäßige Säure kann im Körper produziert werden, wenn -**

- Ihre Essgewohnheiten zu fetthaltig sind und zu viel Eiweiß und einfache Zucker enthalten. Wenn Ihr Körper Fette, Eiweiß und einfachen Zucker abbaut, bleiben saure Rückstände zurück. Um die Säurebelastung zu reduzieren, verbindet der Körper diese überschüssigen Säuren mit alkalischen Mineralien (wie Kalium, Kalzium, Magnesium und anderen) und scheidet sie dann durch den Urin aus. Im Laufe der Zeit kann dies dazu führen, dass der Körper die benötigten Mineralien verbraucht und überschüssige Säuren in Ihren Zellen entstehen. Dies verringert die Effizienz und Wirksamkeit Ihrer Zellen und Gewebe.

- Ihr Körper ständig Infektionen, Verschmutzung und unsachgemäßer Verdauung fremder Elemente ausgesetzt ist. Dies belastet das Immunsystem. Wenn die Belastung die körpereigenen Reserven übersteigt, kann ein anhaltender Stress-Zustand entstehen. Infolgedessen nehmen die chemischen Botenstoffe von Stress, wie Cortisol, Adrenalin und Insulin zu. Die physiologische Reaktion auf diese Botenstoffe ist säureverstärkend, wodurch die Gesamtlastenbelastung des Körpers erhöht wird.

Nahrungsmittelkomponenten, die eine saure Asche hinterlassen, sind unter anderem Proteine, Phosphate und Schwefel, während alkalische Komponenten Calcium, Magnesium und Kalium umfassen.

**Beispiele von Nahrungsmitteln, die saure Asche hinterlassen:**
künstliche Süßstoffe, Brot, Gerste, Wein, Bier, Kekse, Eier, Kaffee, Schokolade, Fruchtzucker, Senf, rotes Fleisch

**Beispiele von Nahrungsmitteln, die alkalische Asche hinterlassen:**
Algen, Knoblauch, Hülsenfrüchte, Linsen, Zwiebel, Äpfel, Spinat, Kiwi, grüne Bohnen, Sellerie, Orangen, Kräutertee, Spargel, Meersalz, Brombeeren

Zusammenfassend kann gesagt werden, dass beim Verbrennen von Nahrungsmitteln der sogenannte Stoffwechselabfall zurückbleibt, welcher den pH-Wert Ihres Körpers direkt beeinflusst. Durch eine basische Ernährung kann der pH-Wert Ihres Körpers neutralisiert werden. Er wird dadurch weniger anfällig für Krankheiten und leistungsfähiger.

# Vorteile einer basischen Ernährungsweise

**1. Schützt die Knochendichte und die Muskelmasse**
Ihre Mineralstoffzufuhr hat einen großen Einfluss in Bezug auf die Entwicklung und den Erhalt von Knochenstrukturen. Die Forschung zeigt, dass die vermehrte Aufnahme von alkalisierendem Obst und Gemüse vor verminderter Knochenstärke und Muskelschwund mit zunehmendem Alter (Sarkopenie) schützt.

**2. Erhalt von lebenswichtigen Mineralien**
Eine alkalische Diät kann dabei helfen, den Mineralhaushalt Ihres Körpers im Gleichgewicht zu halten. Diese Mineralien sind wichtig für den Knochenaufbau und die Aufrechterhaltung einer mageren Muskelmasse (Kalzium, Magnesium, Phosphate). Alkalische Diäten tragen auch zur Verbesserung der Produktion von Wachstumshormonen und der Vitamin-D-Absorption bei, wodurch die Knochen zusätzlich vor chronischen Krankheiten geschützt werden.

**3. Das Risiko für Bluthochdruck und Schlaganfälle wird reduziert**
Eine der Anti-Aging-Wirkungen einer alkalischen Diät besteht darin, dass sie Entzündungen verringert und die Wachstumshormonproduktion erhöht. Es hat sich gezeigt, dass dies für das Herz-Kreislauf-System von Vorteil ist und vorbeugend gegen viele Probleme ist. So vermindert sich das Risiko für einen zu hohen Cholesterinspiegel oder Blutdruck, für Nierensteine, Schlaganfälle und sogar für einen Gedächtnisverlust.

**4. Senkt chronische Schmerzen und Entzündungen**

Es besteht ein Zusammenhang zwischen einer alkalischen Ernährung und einer Verringerung von chronischen Schmerzen. Andauernde Azidose kann zu Rückenschmerzen, Kopfschmerzen, Muskelkrämpfen, Menstruationsbeschwerden, Entzündungen und Gelenkschmerzen führen.

**5. Senkt chronische Rückenschmerzen**

Eine Studie der Gesellschaft für Mineralien und Spurenelemente in Deutschland ergab, dass bei Personen mit chronischen Rückenschmerzen, die einen Monat lang täglich ein alkalisches Supplement erhielten, 90 Prozent der Patienten eine signifikante Schmerzreduktion erfuhren.

**6. Steigert die Vitaminaufnahme und verhindert Magnesiummangel**

Für die Funktion von einer Reihe von Enzymsystemen und Körperprozessen ist ein gesunder Magnesiumanteil im Körper erforderlich. Vielen Menschen mangelt es an Magnesium und dies führt zu Komplikationen am Herzen, Schmerzen in den Muskeln und im Kopf, Problemen beim Einschlafen und Angstzuständen. Magnesium ist auch erforderlich, um Vitamin D zu aktivieren und einem Vitamin-D-Mangel vorzubeugen, was für ein reibungsloses Arbeiten des Immunsystems und des Hormonsystems von Bedeutung ist.

**7. Stärkung des Immunsystems**

Unsere Zellen benötigen Mineralien, um den Zellabfall ordnungsgemäß zu entsorgen. Mangelt es an Mineralien, wird auch unser Körper nicht mit genügend Sauerstoff versorgt. Ein Mineralstoffverlust bedeutet auch eine eingeschränkte Aufnahme an Vitaminen. Giftstoffe und

Krankheitserreger sammeln sich zunehmend im Körper an und schwächen das Immunsystem.

**8. Krebsbekämpfung bzw. Prävention**

Untersuchungen zeigten, dass der Tod von Krebszellen in einem alkalischen Körper wahrscheinlicher ist. Eine basische Umgebung kann dazu beitragen, Entzündungen vorzubeugen und das Risiko für jegliche Krankheiten, unter anderem auch Krebs, zu verringern. Außerdem hat sich gezeigt, dass eine alkalische Ernährung für einige Chemotherapeutika, die einen höheren pH-Wert erfordern, vorteilhafter ist, um angemessen zu wirken.

**9. Eine basische Ernährung bringt einen Gewichtsverlust mit sich**

Wenn Sie den Verzehr von säurebildenden Lebensmitteln einschränken und vermehrt alkalische Lebensmittel zu sich nehmen, können Sie Ihren Körper vor Fettleibigkeit bewahren, indem Sie den Leptinspiegel senken und Entzündungen entgegenwirken, die Ihre Fettverbrennungsfähigkeit beeinträchtigen. Da alkalibildende Lebensmittel entzündungshemmende Lebensmittel sind, kann Ihr Körper durch eine basische Diät einen optimalen Leptinspiegel erreichen. Sie werden sich außerdem um einiges wohler und zufriedener fühlen, denn Sie werden nur die Kalorien zu sich nehmen, die Ihr Körper auch wirklich benötigt.

# Geschichtliches

In den letzten Jahren ist die sogenannte basische Ernährung, manchmal auch als alkalische Entgiftungsdiät bezeichnet, in Mode gekommen. Ihre ersten Entdeckungen reichen allerdings schon bis in die Mitte des 19. Jahrhunderts zurück. Hier wurde die Idee geboren, dass man das Gleichgewicht des Körpers nicht durch äußere Faktoren verändern sollte. Anfang des 20. Jahrhunderts stellte man fest, dass der hohe Säuregehalt im menschlichen Körper, der durch veränderte Essgewohnheiten hervorgerufen wurde, zum Auftreten von Krankheiten wie Rheuma oder Arthrosen geführt hatte.

Eineinhalb Jahrhunderte später setzen Anhänger der alkalischen Diät darauf, unsere Essgewohnheiten zu überdenken. Um dies zu erreichen, sollte es das Ziel unserer Diät sein, den Körper wieder auf einen neutralen pH-Wert zu bringen. Das Leben, das wir führen, der Verbrauch von Chemikalien, verarbeiteten Lebensmitteln oder tierischen Hormonfuttermitteln gepaart mit Stress, trägt zu einer Übersäuerung unseres Körpers bei. Dies ist die perfekte Umgebung für alle Arten von Krankheitserregern.

Die menschliche Zivilisation hat in den letzten zwei Jahrhunderten unglaubliche Fortschritte gemacht. Abgesehen von der Tatsache, dass wir so viel bekommen haben, was unser Leben verbessert, erleichtert oder uns Spaß bereitet, haben wir auch einige, nicht unbedingt positive Veränderungen in Bezug auf unsere Essgewohnheiten vorgenommen.

Im Vergleich zu unseren Vorfahren nehmen die Menschen heute viel weniger Magnesium, Kalium und Chlorid durch Ihre Ernährung auf, verbrauchen aber viel mehr Natrium. Früher konsumierten die Menschen zehnmal mehr Kalium als Natrium, heute beträgt das Verhältnis jedoch nur noch drei zu eins.

Die Ernährung der heutigen Menschen, insbesondere in Industrieländern, ist nicht nur kalium- und magnesiumarm, sondern enthält auch weniger essentielle Vitamine, Ballaststoffe und andere Antioxidantien. Es scheint uns so oft gleichgültig zu sein, was wir essen. Zum Beispiel, dass wir oft einfachen Zucker und raffinierte Fette konsumieren, die extrem ungesund sind. Diese Veränderungen in unserer Ernährung bringen auch den pH-Wert in unserem Körper durcheinander. Wir haben Probleme mit Magnesium- und Kaliummangel und es treten auch Probleme auf, wie vorzeitiges Altern, Verlust von Organfunktionen und Degeneration der Knochenmasse. All dies geschieht, weil der hohe Säuregehalt dazu führt, dass unser Körper Mineralien aus Organen, Zellen, Geweben und Knochen entzieht und diese dadurch schädigt.

Die basische Ernährung versucht den Körper in seinen natürlichen Zustand zu bringen, weil alles im Leben nach Gleichgewicht strebt. Einige Lebensmittel, wie rotes Fleisch oder Käse sollten in der Ernährung zugunsten anderer mit einem höheren pH-Wert eingeschränkt werden. Das wird unter anderem durch einen vermehrten Gebrauch von Gemüse, aber auch von Lebensmitteln wie Getreide, Buchweizen oder braunem Reis in Kombination mit Hülsenfrüchten erreicht.

# Warum ist es schädlich, einen übersäuerten Körper zu haben?

Bei einem übermäßigen Säuregehalt, der sogenannten Azidose, funktioniert unser Körper nicht optimal. Er ist von Natur aus so fein ausbalanciert, dass er in einem leicht alkalischen Bereich am Besten arbeitet, denn die Effizienz der Energieproduktion in den Zellen wird reduziert, selbst wenn nur ein leichter Überschuss an Zellsäure vorhanden ist.

**Azidose**
Azidose ist eine Störung, die auftritt, wenn Körperflüssigkeiten eine übermäßige Menge an Säure enthalten. Sie manifestiert sich, wenn Nieren und Lunge den pH-Wert des Körpers nicht mehr im Gleichgewicht halten können.

Wie sauer Ihr Blut tatsächlich ist, kann mit Hilfe des sogenannten pH-Werts bestimmt werden. Ein neutraler, also gesunder pH-Wert des Blutes, sollte bei 7,4 liegen. Alles was darunter liegt, wird sauer, alles was darüber liegt, wird basisch. Wird der pH-Wert von 7,35 unterschritten, spricht man von einer Azidose. Überschreitet der Wert 7,45, dann spricht man von einer Alkalose. Die Unterschiede scheinen sehr gering zu sein, sie haben jedoch gravierende Auswirkungen auf die Gesundheit. Mitunter kann eine Azidose auch lebensbedrohlich werden.

Zu viel Zellsäure führt zu einem Verlust an Widerstandsfähigkeit und Reparaturmechanismen, und Sie werden anfälliger für Ermüdung, Krankheit und Schmerz.

Beim Versuch Ihres Körpers, überschüssige Säure zu entfernen, gehen auch wichtige Mineralien verloren. Diese Mineralien schützen Ihre Nieren, Blase und Harnleiter vor Säureschäden.

Der Körper gleicht diesen Verlust dann damit aus, indem er alkalische Mineralien, insbesondere Kalzium, aus den Knochen herauslöst und sie mit dem Urin ausscheidet. Befürworter der Säure-Asche-Hypothese gehen davon aus, dass die regelmäßige Einnahme von säurebildenden Nahrungsmitteln den Knochenmineralverlust erhöhen, wodurch auch das Risiko für Erkrankungen wie Osteoporose steigt.

**Ursachen der Azidose**

Es gibt zwei Arten von Azidose: Die metabolische Azidose und die respiratorische Azidose. Eine metabolische Azidose tritt auf, wenn die Nieren die Ansammlung von Säure nicht beseitigen können oder wenn der Körper eine übermäßige Menge an basischen Flüssigkeiten entfernt. Die Basen neutralisieren Säuren und umgekehrt. Eine respiratorische Azidose tritt auf, wenn die Lunge Kohlendioxid nicht mehr ausreichend entfernen kann. Wenn sich Kohlendioxid im Blut ansammelt, wird es saurer.

**Respiratorische Azidose**

Eine respiratorische Azidose tritt auf, wenn sich im Körper zu viel CO2 ansammelt. Normalerweise scheiden die Lungen beim Atmen CO2 aus. Manchmal kann der Körper jedoch nicht genug CO2 eliminieren. Dies kann folgende Ursachen haben:

- Eine chronische Atemwegserkrankung wie Asthma

- Eine Verletzung in der Brust
- Adipositas, die das Atmen erschweren kann
- Übertriebene Einnahme von Beruhigungsmitteln
- Einen übermäßigen Gebrauch von Alkohol
- Eine Muskelschwäche in der Brust
- Problemen mit dem Nervensystem
- Eine deformierte Bruststruktur

**Metabolische Azidose**
Wenn die Körperflüssigkeiten zu sauer sind und der Körper nicht genügend Säure abbauen kann, dann spricht man von einer metabolischen Azidose. Man unterscheidet zwischen vier verschiedenen Typen:

1. Diabetische Azidose

Eine unsachgemäße Behandlung von Diabetes kann der Grund einer diabetischen Azidose sein. Ein Mangel an Insulin im Blut hat eine Zunahme an Ketonen in Ihrem Körper zur Folge, welche Ihr Blut versauern.

2. Hyperchlorämische Azidose

Wenn der Körper zu viel Natriumbikarbonat verliert, wird es zunehmend schwieriger, ein Säure-Base Gleichgewicht aufrecht zu erhalten. Sowohl anhaltender Durchfall als auch Erbrechen kann die Ursache für diese Form von Azidose sein.

3. Laktatazidose

Befindet sich zu viel Milchsäure in einem Körper, spricht man von einer Laktatazidose. Sie kann durch übermäßigen Alkoholkonsum, Herzversagen, Krebs, Leberversagen, anhaltenden Sauerstoffmangel oder durch einen chronisch niedrigen Blutzucker hervorgerufen werden. Auch längeres Training kann zur Ansammlung von zu viel Milchsäure führen.

4. Renale tubuläre Azidose

Eine Fehlfunktion der Nieren bedeutet, dass nicht genügend Säuren über den Harn ausgeschieden werden können. Dadurch wird das Blut sauer.

## Gewohnheiten, die Säuren in Ihrem Körper verursachen können

- Alkohol- und Drogenkonsum
- Hohe Koffeinaufnahme
- Antibiotika-Überbeanspruchung
- Künstliche Süßstoffe
- Chronischer Stress
- Sinkende Nährstoffgehalte in Lebensmitteln aufgrund industrieller Landwirtschaft
- Geringe Ballaststoffe in der Ernährung
- Bewegungsmangel
- Überschüssiges Tierfleisch in der Nahrung (aus nicht mit Gras gefütterten Quellen)
- Überschüssige Hormone aus Lebensmitteln, Gesundheits- und Schönheitsprodukten sowie Kunststoffen
- Ausgesetzt sein gegenüber Chemikalien und Strahlung von Haushaltsreinigern, Baustoffen, Computern, Mobiltelefonen und Mikrowellen
- Lebensmittelfarb- und Konservierungsstoffe
- Work-Out
- Pestizide und Herbizide
- Schlechte Kau- und Essgewohnheiten
- Verarbeitete und raffinierte Lebensmittel
- Flache Atmung

## Risikofaktoren

Zu den Faktoren, die zu einem Risiko an einer Erkrankung an Azidose beitragen können, gehören:

- Zu fettiges Essen, das wenig Kohlenhydrate enthält
- Nierenversagen
- Fettleibigkeit
- Flüssigkeitsmangel
- Aspirin- oder Methanol-Vergiftung
- Diabetes

## Symptome einer Azidose

Eine respiratorische Azidose und eine metabolische Azidose haben viele Symptome gemeinsam. Die Symptome einer Azidose variieren jedoch je nach Ursache. Die häufigsten Symptome sind die folgenden:

### Häufige Symptome der respiratorischen Azidose

- Müdigkeit oder Schläfrigkeit
- leichtes Ermüden
- Verwirrung
- Kurzatmigkeit
- Kopfschmerzen

### Häufige Symptome der metabolischen Azidose

- Schnelles und flaches Atmen
- Verwirrung
- Müdigkeit
- Kopfschmerzen
- Schläfrigkeit
- Appetitlosigkeit
- Gelbsucht
- Eine erhöhte Herzfrequenz
- Ein Atem, der nach Frucht riecht, kann ein Anzeichen für die diabetische Azidose (Ketoazidose) sein

**Tests und Diagnose**

Wenn Sie glauben, dass Sie unter Azidose leiden, zögern Sie nicht, einen Arzt aufzusuchen. Eine frühzeitige Erkennung und Behandlung erhöht die Chancen auf eine schnelle Heilung.

Durch verschiedene Blutuntersuchungen wird die Azidose diagnostiziert. Mit Hilfe einer arteriellen Blutgasanalyse wird der Sauerstoff- und Kohlendioxidgehalt in Ihrem Blut untersucht und der pH-Wert im Blut gemessen. Es werden auch die Nierenfunktionen überprüft und der Kalzium-, Protein-, Blutzucker- und Elektrolytgehalt in Ihrem Blut bestimmt. Mit all diesen Tests können die verschiedenen Arten von Azidose identifiziert werden.

Die Diagnose einer respiratorischen Azidose hat eine genauere Untersuchung mittels eines Lungen-Röntgen oder eines Lungenfunktionstests Ihrer Lunge zur Folge.

Besteht der Verdacht auf eine metabolische Azidose, muss eine Urinprobe abgeben werden. Der pH-Wert wird überprüft, um festzustellen, ob Sie Säuren und Basen ordnungsgemäß ausscheiden. Möglicherweise sind zusätzliche Tests erforderlich, um die genaue Ursache Ihrer Azidose herauszufinden.

## Komplikationen

Ohne sofortige Behandlung kann Azidose zu folgenden gesundheitlichen Problemen führen:

- Nierensteine
- chronische Nierenprobleme
- Nierenversagen
- Knochenkrankheit
- verzögertes Wachstum

## Prävention von Azidose

Sie können das Risiko, an einer Azidose zu erkranken, nicht vollständig unterbinden. Wenn Sie einige Dinge beachten, können Sie es jedoch erheblich senken.

## Respiratorische Azidose

Folgendes kann unternommen werden, um die Wahrscheinlichkeit, an einer respiratorischen Azidose zu erkranken, zu reduzieren:

- Halten Sie sich strikt an die Rezepte von Beruhigungsmitteln. Nehmen Sie nicht zu viel davon. Trinken Sie niemals Alkohol, wenn Sie Sedativa einnehmen.
- Hören Sie auf zu rauchen. Rauchen kann Ihre Lungen schädigen und die Atmung weniger effektiv machen.
- Halten Sie ein gesundes Gewicht. Fettleibigkeit erschwert das Atmen.

## Metabolische Azidose

Folgendes kann unternommen werden, um die Wahrscheinlichkeit, an einer metabolischen Azidose zu erkranken, zu reduzieren:

- Achten Sie auf Ihre Ernährung. Wir werden in späteren Kapiteln genauer auf die basische Ernährung eingehen. Im Allgemeinen schmecken die Lebensmittel, die einen sauren pH-Wert verursachen auch sauer und die, die einen basischen pH-Wert verursachen, süß. Aber Achtung – dies ist nicht immer der Fall: Zucker und Getreide schmecken zum Beispiel nicht sauer und haben dennoch eine saure Auswirkung auf den pH-Wert, während die Zitrone mit ihrem sauren Geschmack ein ausgezeichnetes Alkalisierungsmittel ist.
- Bleiben Sie hydriert. Nehmen Sie viel Wasser und andere Flüssigkeiten zu sich.
- Behandeln Sie Diabetes sachgemäß. Wenn Sie Ihren Blutzuckerspiegel gut im Griff haben, können Sie eine Ketoazidose vermeiden.
- Schränken Sie Ihren Alkoholkonsum ein. Chronisches Trinken kann die Ansammlung von Milchsäure erhöhen.

**Lebensmittel, die am meisten zu einer sauren Umgebung beitragen, sind:**

- Nahrungsmittel mit hohem Natriumgehalt: Verarbeitete Lebensmittel enthalten eine große Menge an Natriumchlorid (Tafelsalz), welches die Blutgefäße zusammenzieht und Säure bildet.
- Aufschnitt und konventionelles Fleisch
- Verarbeitetes Getreide (zum Beispiel Cornflakes)
- Eier
- Koffeinhaltige Getränke
- Vollkornprodukte: Alle Körner, ganz oder nicht, erzeugen Säure im Körper. Amerikaner nehmen den größten Teil ihrer Pflanzennahrungsquote in Form von verarbeitetem Mais oder Weizen auf.
- Milch: Kalziumreiche Milchprodukte verursachen einige der höchsten Osteoporose-Raten. Das liegt daran, dass

sie Säure im Körper erzeugt. Wenn Ihr Blutkreislauf zu sauer wird, nimmt er sich Kalzium (eine alkalischere Substanz) aus den Knochen, um den pH-Wert auszugleichen. Daher ist der beste Weg, Osteoporose vorzubeugen, viel alkalisch grünes Blattgemüse zu essen.

- Erdnüsse und Walnüsse
- Alkohol
- Hafer
- Pasta, Reis, Brot und abgepackte Getreideprodukte

Bestimmte Lebensmittel auf der "stark sauren Liste" könnten Sie überraschen, wie zum Beispiel die Eier oder die Walnüsse. Diese können sich zwar sauer auf Ihren Körper auswirken, aber lassen Sie sich nicht davon abhalten, sie zu essen. Sie enthalten eine Vielzahl anderer gesundheitlicher Vorteile wie Antioxidantien und Omega-3-Fettsäuren, wodurch sie immer noch wertvoll sind.

Das Fazit ist, dass wir auf ein gesundes Gleichgewicht setzen sollten. In Bezug auf Ihren pH-Wert ist es möglich, dass Sie auch zu alkalisch werden. Sie sollten also sowohl saure als auch alkalische Lebensmittel zu sich nehmen. Das Ernährungsproblem heutzutage ist die ausreichende Aufnahme von basenfördernden Nahrungsmitteln aus gesunden Vollwertnahrungsmitteln, nicht die ausreichende Aufnahme zu vieler Säuren. Wenn Sie eine Vielzahl von echten Vollwertnahrungsmitteln (insbesondere Gemüse und Obst) und eine begrenzte Anzahl an verpackten Artikeln essen, sind Sie auf dem besten Weg.

## Azidose Heilungschancen

Die Heilungschancen bei einer Azidose-Erkrankung sind im Allgemeinen sehr gut.

Wie gut Sie sich von Azidose erholen, hängt allerdings stark von der Ursache ab. Manche Patienten haben zum Beispiel gravierende Probleme mit Organfunktionen (z. B. Nierenversagen). Eine schwere Azidose kann zu Schock oder sogar zum Tod führen.
Eine zeitige, ordnungsgemäße Behandlung wirkt sich auch stark auf Ihre Genesung aus.

# Die Alkaline Diät – eine Anleitung für einen basischen Ernährungsplan

Wenn der pH-Wert im Körper nicht ausgeglichen ist, kann fast jeder Bereich des Körpers betroffen sein. Das Nervensystem (Depression), das Herz-Kreislauf-System (Herzkrankheiten), Muskelschwäche, Müdigkeit, unspezifische Schmerzen, insbesondere in den Knochen und Gelenken, Darmkrämpfe, Hautprobleme (Alterung), Probleme mit den Harnwegen, Sodbrennen, Nierensteine, Zahnfleischrückgang, Knochenschwund, schlechte Verdauung usw. All das können Anzeichen von einem übersäuerten Körper sein. Auch Fettleibigkeit ist ein Zeichen von Übersäuerung. Ein normaler Körper reagiert darauf, versucht das pH-Wert Ungleichgewicht auszugleichen und schützt somit lebenswichtige Organe vor schädlichen Säuren und deren Auswirkungen. Der Körper erhält durch eine alkalische Umgebung eine ideale Ausgangsposition, um solch ein Ungleichgewicht auf natürliche Weise zu korrigieren.

Wenn Sie drei oder mehr Symptome eines Säure-Ungleichgewichts haben, essen Sie 80% Ihrer Lebensmittel aus der Gruppe mit alkalischer Formung. Die anderen 20% können proteinreiche Produkte und andere säurebildende Lebensmittel sein.

Etwas später, wenn sich Ihr pH-Gleichgewicht verbessert hat, was Sie durch Urintests oder durch die Tatsache, dass Ihre Symptome abgeklungen sind, feststellen, können Sie den alkalibildenden Teil Ihrer Ernährung auf etwa 65% senken.

**Alkalisierende Nahrungsmittel können den Körper wieder ins Gleichgewicht bringen.**

Alkalische Nahrung und Wasser sollten vermehrt konsumiert werden, um dem Körper Nährstoffe bereitzustellen, die er benötigt, um Säuren und Toxine in Blut, Lymphe und Gewebe zu neutralisieren und gleichzeitig die Immunfunktion und das Organsystem zu stärken. Aus diesem Grund wurde die alkalische Diät entwickelt, um diejenigen anzuleiten, die das Gleichgewicht und die Kraft im Körper wiedererlangen möchten. Einige Menschen entscheiden sich möglicherweise dafür, die alkalische Diät vollständig zu befolgen, während andere einige Teile davon in ihre Ernährung integrieren. Für viele ist die Änderung kein über Nacht stattfindendes Ereignis, sondern ein Prozess.

Geschmacksknospen, die durch die toxische Wirkung von Zucker, Salz und anderen künstlichen Aromen abgestumpft sind, brauchen möglicherweise einige Zeit, um sich dem subtileren Geschmack von Gemüse anzupassen und zu schätzen. Eine gute Möglichkeit, eine basische Ernährung zu erlangen, ist jede Woche eine alkalische Nahrung hinzuzufügen und eine saure Nahrung zu eliminieren, bis das Ziel einer alkalischen Diät erreicht ist.

□

**Hier sind einige allgemeine Richtlinien für eine alkalische Ernährung:**

- Konzentrieren Sie sich auf den Verzehr von Vollwertkost wie Gemüse, Wurzelfrüchte, Obst, Nüsse, Samen, Gewürze, Vollkornprodukte und Bohnen (insbesondere Linsen).
- Trinken Sie alkalisierende Getränke wie Quellwasser und Ingwerwurzel oder grünen Tee, Wasser mit dem Saft

einer ganzen Zitrone oder Limette gemischt.

- Reduzieren Sie die Menge an essentiellen Fetten, Fleisch, Fisch, Nudeln und anderem Getreide.
- Streichen Sie prozessierte und künstliche Lebensmittel, Koffein, Weißzucker und Weißmehl aus Ihrem Ernährungsplan.
- Verfeinern Sie Ihre Salate mit hochwertigen Fetten wie kaltgepresstem natürlichem Olivenöl, Kokosnuss- und Avocado-Öl.

Die folgende Liste zeigt einige Beispiele bzw. Anregungen für den Austausch von Lebensmitteln, die vorgenommen werden können:

| | |
|---|---|
| Kuhmilch | → Mandel-, Soja- oder Reismilch |
| Rindfleisch, Huhn, Schweinefleisch, Schalentiere | → Frischer Lachs oder Forelle |
| Müsli, Haferflocken, Pfannkuchen | → Hirse, Buchweizen, Quinoa |
| Ofenkartoffel mit Butter | → Basmati-Reis mit Oliven- oder Flachsöl |
| Kaffee, Soda, Alkohol, Fruchtsaft | → natürliches Wasser |
| 1 Liter Wasser pro Tag | → mindestens 2,5 Liter Wasser pro Tag |
| Pizza, Hamburger, Brathähnchen | → Weizentortillas mit Gemüse |
| Eisbergsalat | → Spinat oder roter Blattsalat mit Avocado |
| Dressing auf Essig- oder Cremebasis | → Olivenöl-Dressing mit Zitronensaft |
| Pasta mit Alfredo-Sauce | → Buchweizen-Soja-Nudeln mit Olivenöl/Tomaten |
| Brot mit Marmelade | → Naturreiskuchen mit Mandelbutter |
| Kartoffelchips und Ranch Dip | → Weizentortilla-Chips mit Hummus oder Salsa |
| Süßigkeiten, Kaugummi, Kuchen, Donuts | → Mandeln, Kürbiskerne, rohes Gemüse |
| Fleisch- und Stärkemahlzeiten | → Gemüse und kohlenhydratarme Mahlzeiten |
| Gekochte oder mikrowellengekochte Mahlzeiten | → Rohe, gedämpfte oder kalte Speisen |

## Generelle Tipps

Versuchen Sie, wann immer es Ihnen möglich ist, organische alkalische Lebensmittel zu kaufen. Experten wissen, dass eine wichtige Überlegung in Bezug auf eine alkalische Ernährung darin besteht, sich darüber zu informieren, in welcher Art von Boden Ihre Produkte angebaut wurden. Obst und Gemüse, das in organischen, mineralhaltigen Böden angebaut wird, neigt dazu, stärker zu alkalisieren. Untersuchungen zeigen, dass die Art des Bodens, auf dem die Pflanzen angebaut werden, ihren Vitamin- und Mineralstoffgehalt erheblich beeinflussen kann, was bedeutet, dass nicht alle „alkalischen Nahrungsmittel" gleichwertig sind.

Der ideale pH-Wert des Bodens für die beste Gesamtverfügbarkeit essentieller Nährstoffe in Pflanzen liegt zwischen 6 und 7. Saure Böden unter einem pH-Wert von 6 können Kalzium und Magnesiummangel aufweisen, und Böden über einem pH-Wert von 7 können zu einem Mangel an Eisen, Mangan, Kupfer und Zink führen. Böden, die gut bearbeitet sind, organisch erhalten und Wildtieren oder Weidevieh ausgesetzt sind, sind in der Regel die gesündesten.

Sie können Ihren pH-Wert testen, indem Sie spezielles Indikatorpapier in Form von Test-Streifen in Ihrem örtlichen Reformhaus oder in einer Apotheke kaufen. Sie können Ihren pH-Wert im Speichel oder Urin messen. Ihr zweites Wasserlassen am Morgen gibt Ihnen die besten Ergebnisse. Sie vergleichen die Farben auf Ihrem Teststreifen mit einem Diagramm, das mit Ihrem Streifen geliefert wird. Tagsüber ist der beste Zeitpunkt, um den pH-Wert zu testen, eine Stunde vor einer Mahlzeit und zwei Stunden nach einer Mahlzeit. Wenn Sie den pH-Wert mit Ihrem Speichel testen, sollten Sie einen Wert zwischen 6,8 und 7,2 angezeigt bekommen.

## Beispiele, um Ihren Kühlschrank und Ihre Vorratskammer zu füllen

Bei der Umstellung auf eine alkalische Diät kann man sich leicht verwirrt oder unsicher fühlen. Wo fange ich an? Welche Art von Lebensmitteln soll ich einkaufen?
Die folgende Liste wird Ihnen einen Überblick geben, welche Lebensmittel für eine basische Ernährung vorrätig sein könnten bzw. sollten.

**Lebensmittel, die Sie auch selbst erzeugen können:**

- Avocado-Rüben
- Paprika
- Brokkoli
- Kohl
- Karotten
- Blumenkohl
- Sellerie
- Mangold
- Gurke
- Dunkler Salat
- Aubergine
- Knoblauch
- Kräuter
- Jicama
- Grünkohl
- Lauch
- Zitrone
- Zwiebel
- Petersilie

Rote Kartoffeln
Saisonale Früchte
Spinat
Tomate
Zucchini

**Für den Kühlschrank**

Leinsamenöl
Hummus
Weizentortillas
Tofu
Manna Brot
Vegetarische Burger
Lachs
Forelle
Truthahn aus der Freilandhaltung

**Gewürze**

Zimt
Kreuzkümmel
Knoblauch
Ingwer
Zwiebel
Petersilie
Thymian

**Hülsenfrüchte**

Kichererbsen
Mungbohnen
Pintobohnen
Adzukibohnen
Linsen

**Nüsse und Samen**

Mandeln
Leinsamen
Haselnuss
Macadamia Nuss
Pekannüsse
Pinienkerne
Kürbiskerne
Sesamkörner
Sonnenblumenkerne
Walnüsse
* Alle Nüsse/Samen sollten roh und ungesalzen sein

□

## Ein paar Tipps

Die Umstellung auf eine alkalische Ernährung erfordert eine veränderte Einstellung zum Essen. Sie werden neue Geschmäcker und Texturen entdecken und gleichzeitig kleine Änderungen vornehmen, um alte Essensgewohnheiten zu verbessern oder ganz abzuschaffen. Die folgenden Richtlinien helfen zu verstehen, warum diese Änderungen erforderlich sind.

### 1. Genießen Sie Ihr Frühstück in vollen Zügen.

Ein vitalisierendes Frühstück wäre zum Beispiel Hirse oder brauner Basmatireis mit frischer Avocado, Tomatenscheiben, eingeweichten Mandeln, Sonnenblumensprossen und Flachsöl.

Im Gegensatz dazu erhöhen die meisten Lebensmittel und Getränke, die Menschen zu Beginn ihres Tages wählen, nicht die Energie. Frühstückscerealien, süße Brötchen, Toast, Pfannkuchen, Waffeln, Muffins, Haferflocken,

Ahornsirup, Honig, Kaffee, Orangensaft usw. enthalten große Mengen Zucker und einfache Kohlenhydrate, die das Blut und das Gewebe übersäuern. Selbst proteinreiche Frühstücksnahrungsmittel wie Eier, Wurst, Speck, Omeletts usw. sind nicht das Gelbe vom Ei und fördern letztendlich das Wachstum von Bakterien und Pilzen.

**2. Essen Sie viel Grünes.**

Gemüse und frische Gräser wirken sehr reinigend. Sie sind reich an Ballaststoffen und stellen eine ausgezeichnete Quelle für alkalische Salze dar. Sie wirken gegen Hefen, Pilze und Schimmelpilzgifte. Gemüse sollte zum Frühstück, Mittag- und Abendessen hinzugefügt werden. Obwohl Obst auch eine Quelle für Nährstoffe und Ballaststoffe ist, stimuliert der hohe Zuckergehalt (die sogenannte Fruktose) von Obst das Wachstum von Pilzen und Hefen. Es kann zwischen den Mahlzeiten gegessen werden (als Zwischenmahlzeit), wenn man sich schon "im Gleichgewicht" befindet.

**3. Weniger Kohlenhydrate, mehr Gemüse.**

Die folgenden Gemüsesorten sind kohlenhydratarm und eignen sich hervorragend für eine basische Ernährungsdiät: Zwiebel, Petersilie, Knoblauch, Radieschen, Spargel, Rüben, Brokkoli, grüne Bohnen, grüne Paprika, Rosenkohl, Kohl, Karotten, Blumenkohl, Sellerie, Gurken, Auberginen, Spinat, Grünkohl, Salat. Ein Großteil aller Mahlzeiten sollte frisches, rohes, alkalisierendes Gemüse sein.

Komplexe Kohlenhydrate sind im Körper stark säurebildend und sollten gerade einmal 20% der Nahrung ausmachen. Essen Sie diese nur in Maßen. Stärkehaltige Körner und Hülsenfrüchte können bei Lagerung schimmelig werden und Pilze enthalten. Versuchen Sie daher, sie frisch zu essen. Amaranth, Dinkel, Quinoa, Buchweizen und Hirse sind die beste Wahl der Körner.

**4. Sprossen**

Einige der gesündesten Lebensmittel sind Sprossen. Es handelt sich um lebende Pflanzennahrung, die "biogen" ist, was bedeutet, dass sie uns ihre Lebensenergie übertragen. Sprossen können zu jeder Jahreszeit leicht in Ihrer Küche angebaut oder auch auf dem Markt gekauft werden. Achten Sie darauf, dass die Sprossen frisch sind.

**5. Keine säurebildenden Lebensmittel mehr!**

Folgende säurebildende Nahrungsmittel tierischen Ursprungs (das inkludiert Fleisch und Milchprodukt) sollten Sie vermeiden: Raffiniertes Getreide, Hefe-Produkte und die meisten Früchte. Auch Schwein, Kalb, die meisten Fische, Rindfleisch, Innereien, Huhn, Eier, Garnelen, Hummer, Austern, Corned Beef, geräuchertes Fleisch, Salami, Reis, Kartoffeln, Nudeln, Brot, Käse, Milch, Buttermilch, saure Sahne, Joghurt, Eiscreme, Butter, Margarine, Pilze aller Art, Algen, Mais-Produkte, Erdnuss-Produkte, Kaffee, Tee, Wein, Bier, Limonade, Apfelwein, Sojasauce, Ketchup, Mayonnaise, Essig, Zucker, künstliche Süßstoffe, Süßigkeiten, Kaugummi, Kuchen, Donuts und Schokolade.

**6. Probieren Sie fleischloses Protein.**

Der durchschnittliche Konsument verbraucht das Anderthalb- bis Vierfache der Proteinmenge, die der Körper benötigt. Diese eiweißreiche Ernährung besteht hauptsächlich aus Fleisch, Milch, Käse, Speiseeis und anderen Produkten, die nicht nur Eiweiß, sondern gesättigte Fettsäuren und Cholesterin enthalten.

**7. Vergessen Sie nicht, viel Wasser zu trinken**

Trinken Sie täglich mindestens 2,5 Liter Wasser.

**8. Konsumieren Sie weniger Hefe.**

Backwaren wie Brot, Muffins, Torten, Kuchen und Gebäck sollten vermieden werden. Studien haben ergeben, dass es Zusammenhänge zwischen Brustkrebserkrankungen und dem Konsum von zu viel Backwaren und Bäcker- oder Bierhefe gibt. Die Forschung hat auch gezeigt, dass die stetige Einnahme von Hefe oder fermentiertem Brot Gallensteine, Nierensteine und Arthritis hervorrufen kann.

**9. Milch tut Ihrem Körper nicht gut.**

Milchprodukte sollten wegen ihres Laktose-Gehalts (Milchzucker) sowie des Vorhandenseins von Hefen und Pilzen, Schimmelpilzen und deren Nebenprodukten nicht verzehrt werden. Aufgrund des hohen Zucker- und Fettgehalts von Milchprodukten, der Tatsache, dass Milchkühe mit Getreide und pilzbasierten Antibiotika gefüttert werden und aufgrund des Fermentationsprozesses von Käse und Joghurt, sollten Milchprodukte weitgehend von der Ernährung ausgeschlossen werden. Kalzium kann aus grünem Blattgemüse, Green Smoothies, mit Calcium angereichertem Tofu und Sojamilch, Kohl, Brokkoli, Lachs usw. gewonnen werden.

**10. Es gibt keinen guten Pilz.**

Pilze aller Art, Morcheln, Algen und Trüffel sind säurebildende Lebensmittel. Sie enthalten Mykotoxine, die menschliche Zellen vergiften und zu degenerativen Erkrankungen führen. Pilze in allen Formen sind giftig, wenn sie ganz oder in Tees gegessen werden. Der Pilz ist kein Gemüse, sondern der Fruchtkörper einer Hefe oder eines Pilzes. Beachten Sie auch, dass Mais und Erdnussprodukte einen hohen Pilzgehalt haben und ebenfalls vermieden werden sollten.

**11. Sagen Sie einfach „nein".**
Wein, Bier, Whisky, Brandy, Gin, Rum und Wodka sind allesamt mykotoxisch. Alkohol ist ein Pilz-Mykotoxin, das von Hefe produziert wird und die menschliche Gesundheit direkt schädigt.

**12. Vermeiden Sie das Rauchen oder Kauen von Tabak.**
Abgesehen davon, dass Rauchen Ihrer Lunge schädigt und krebsfördernd ist, sind Tabakblätter mit Hefen, Pilzen und Mykotoxinen überzogen, die die Körperzellen und -gewebe vergiften. Die Forschung zeigt deutlich den Weg, den die Fermentation des Tabaks mit Hefe und Zucker schafft. Wenn Sie Tabak konsumieren, konsumieren Sie auch gleichzeitig getrocknete Pilze und Abfälle.

# REINIGUNG

Sobald die Grundlagen der basischen Ernährung verstanden sind, können Sie die ersten Schritte vornehmen, um die Kontrolle zu übernehmen und positive Veränderungen zu erlangen. Es ist an der Zeit, den Prozess der Entgiftung zu beginnen. Der effektivste Weg, mit dem viele Menschen den Heilungsprozess beginnen, ist mit einer "Reinigung".
Die Reinigung ist ein ganzheitlicher Ansatz, der es dem Körper ermöglicht, sich auf natürliche Weise zu heilen.

Der erste Schritt zur Korrektur des pH-Ungleichgewichts besteht darin, die im Körper angesammelten Ablagerungen zu entfernen und die Rohstoffe oder Bausteine für die Reparatur bereitzustellen.
Die Reinigung kann ohne Einnahme zusätzlicher Nahrungsmittelergänzungen durchgeführt werden. Es ist allerdings wichtig, Nährstoffe bereitzustellen, die bei der Reinigung helfen und dem Körper Energie geben, die er während des Reinigungsprozesses benötigt. Der Prozess an sich ist kein schneller. Das bedeutet, dass die Reinigung nicht von einem Tag auf den anderen stattfinden wird. Gemüsesäfte und -suppen, Wasser mit einem optimalen pH-Wert und ätherische Öle werden empfohlen.

Es ist gut zu wissen, dass jede Umstellung der Ernährung eine Herausforderung für den Körper ist. Dies kann dazu führen, dass man sich anfangs schlechter fühlt, bevor man sich besser fühlen kann. Einige "Entgiftungssymptome" können auftreten, z. B. Übelkeit, Schwindel, Kopfschmerzen, Müdigkeit, laufende Nase usw. Einige nennen diese grippeähnlichen Symptome "Heilungskrise".

Das ist ein gutes Zeichen! Es zeigt, dass der Reinigungsprozess effektiv ist. Giftstoffe werden aus dem Körper ausgestoßen und durch Abfälle, Schleim usw. beseitigt. Das Wichtigste bei diesen Symptomen ist, den Körper mit Wasser und grünen Säften zu hydrieren. Dies ermöglicht es den Toxinen, den Körper zu verlassen und dabei zu helfen, einige der Unannehmlichkeiten von Nebenwirkungen zu verringern. Geben Sie nicht auf! Eine gewissenhaft durchgeführte Reinigung treibt den Heilungsprozess um bis zu ein Jahr voran.

Zugegeben, der Körper eines jeden Menschen reagiert unterschiedlich auf verschiedene Reize. Daher muss man individuell entscheiden, wie viele Tage Sie dieser Reinigung, auch als Detox-Kur bezeichnet, widmen. Im Allgemeinen wird eine Reinigung von sieben bis zehn Tagen empfohlen. Dies stellt sicher, dass der Körper sich von schädlichen Toxinen befreit, das System ausreichend reinigt und sich von Zucker und anderen säurebildenden Nahrungsmitteln entwöhnt, die erfahrungsgemäß schwerer von der Nahrung zu eliminieren sind.

Nach Abschluss der Reinigung fällt es leichter, die Arten von Lebensmitteln zu meiden, die für eine alkalische Ernährung nicht empfohlen werden, wie zum Beispiel Zucker, Fleisch oder Kaffee. Es kann eine Herausforderung sein, auf diese Nahrungsmittel während des Starts der Reinigung zu verzichten, aber nach diesen 7 bis 10 Tagen hat der Körper den süßen Geschmack dieser Nahrungsmittel beinahe "vergessen" und genießt einen subtileren, natürlicheren Geschmack. Viele Leute kommentieren die Art und Weise, wie sich ihre

"Geschmacksknospen" geändert haben, seit sie die Reinigung durchgeführt und die basische Ernährungsdiät fortgesetzt haben. Es ist überraschend, wie süßes, leicht gedämpftes Gemüse oder Salat plötzlich intensiver schmeckt!

# 7 Tage Detox Kur

Das Hauptziel einer entgiftenden Diät ist es, den Körper von Giftstoffen zu befreien, indem sie die Leber anregt und die Giftbeseitigung durch Abfallprodukte - Fäzes, Urin und Schweiß - fördert. Andere positive Nebenwirkungen sind eine Gewichtsabnahme, eine verbesserte Durchblutung und eine gesündere Haut.

Wie uns der Name schon sagt, befolgen Sie die Entgiftungsdiät für eine ganze Woche. Es gibt viele verschiedene Variationen der 7-Tage-Entgiftung, je nachdem, welchen Plan Sie befolgen und welche diätetischen Einschränkungen Sie sich selbst auferlegen.

Gelobt als eine weit weniger extreme Entgiftung im Vergleich zu anderen Kuren (wie zum Beispiel die 7-Tage-Detox-Saft Diät), beinhaltet die 7-Tage-Detox-Kur normalerweise auch „sauberes Essen", das heißt, den Konsum einer Fülle an frischem Obst und Gemüse, während Alkohol, Koffein, verarbeitete Lebensmittel, Salz und rotes Fleisch aus Ihrer Diät eliminiert werden. Auch auf Milchprodukte, Weizen, Chips und Limonaden wird verzichtet.

Abhängig von dem Plan, den Sie befolgen möchten, lassen viele 7-Tage-Detox-Kuren auch Bohnen und Linsen, Hafer, Tofu, ungesalzene Nüsse, Samen, Fisch und milchfreie Milchalternativen wie Mandelmilch zu. Sie können auch Kräutertees und viel Wasser trinken.

Im Folgenden stelle ich Ihnen ein Beispiel einer 7-Tage-

Entgiftung vor. Ich empfehle, sie durchzulesen und an Ihren eigenen Lebensstil anzupassen. Denken Sie daran, dass alles, was Sie tun, hilfreich ist, aber versuchen Sie, einen Plan zu erstellen, an den Sie sich halten können. Die wichtigsten Dinge, die ich empfehle, sind Smoothies zu machen, nicht nach 7 Uhr am Abend zu essen und das Abendessen kleiner zu halten als Frühstück und das Mittagessen.

<u>Erlaubt sind:</u>
Gemüse, Obst, Nüsse, Wasser und viele frische, regionale Produkte aus der Region

<u>Verzichtet werden sollte auf:</u>
Zucker, Alkohol, Koffein, Gluten, Milchprodukte, Eier, Erdnüsse, künstliche Süßstoffe

<u>Hydration:</u>
Sie sollten mindesten 2,5 Liter Wasser am Tag trinken. Sie können auch Zitronenscheiben, Gurkenscheiben oder Ingwerscheiben ins Wasser geben. Als fruchtige Eiswürfel können gefrorene Himbeeren dienen.

**Tag 1-2 und 6-7**

- 07:00 – 08:00 Uhr morgens: Smoothie
- 10:00 – 11:00 Uhr morgens: Snack
- 12:00 – 13:00 Uhr: Gedünstetes Gemüse und Nüsse zum Mittagessen mit Olivenöl, Zitrone und Meersalz
- 15:00 – 16:00 Uhr: Snack
- 18:00 – 19:00 Uhr: Smoothie

**Tag 3-5**

- 07:00 – 08:00 Uhr morgens: Smoothie
- 10:00 – 11:00 Uhr morgens: Snack
- 12:00 – 13:00 Uhr: Snack
- 18:00 – 19:00 Uhr: Smoothie

**Beispiele für Snacks:**
Ein Stück Obst und Nüsse, Sellerie und Mandelbutter, Erbsen und Nüsse, Reiscracker und Hummus, Reiskuchen mit Mandelbutter, gedünstetes Gemüse und Nüsse, Avocado mit Meersalz

## DETOX SMOOTHIE – WAS IST DAS?

Detox-Smoothies sind eine einfache und köstliche Methode, um die Giftstoffe aus Ihrem Körper zu spülen und gleichzeitig abzunehmen. Sie enthalten normalerweise frisches Gemüse und Obst und können mit einem normalen Küchenmixer hergestellt werden.

Das typische Detox Smoothie-Rezept ist voll von Vitaminen, Antioxidantien, Ballaststoffen und anderen gesunden Nährstoffen, die Ihrem Körper eine entgiftende Wirkung verleihen. Sie enthalten auch große Mengen an Wasser, das Ihren Körper mit Feuchtigkeit versorgt und den Stoffwechsel ankurbelt.

Die Idee hierbei ist, Ihr System mit reiner Nahrung zu fluten und zu essen, wie wir es als Jäger und Sammler taten. Nüsse, Gemüse und Obst sind also der Schlüssel zu einer gelungenen Entgiftungskur.

Wenn Sie auf diese Weise essen, setzen Sie nicht nur Ihr System zurück, sondern auch Ihren Gaumen! Nach 3

Tagen werden Sie sich nach einer gesünderen Ernährung sehnen. Wenn Sie frittiertes Essen zubereiten, werden Sie es spüren, dass Sie sich träge und aufgebläht fühlen. Hören Sie auf Ihren Körper. Er sagt Ihnen, was er essen möchte, indem, wie er sich 30-60 Minuten nach dem Essen anfühlt.

Wenn Sie „Grünes“ generell nicht so gerne mögen, versuchen Sie, mit Babyspinat in all Ihren Smoothies zu beginnen. Er hat praktisch keinen Geschmack und wird Ihren Stoffwechsel auf natürliche Weise ankurbeln. Sie werden nicht einmal wissen, dass er in Ihrem Smoothie ist. Alles, was Sie schmecken werden, sind die Früchte. Wenn Sie sich an den Spinat gewöhnt haben, tauschen Sie ihn zur Hälfte gegen Grünkohl oder Mangold aus und geben Sie mehr des neuen Grüns und weniger Spinat hinzu, bis Ihre Geschmacksknospen beginnen, Ihr neues Essen zu genießen.

Beispiel-Zutaten für Smoothies:

- Frische oder gefrorene Früchte (½ Banane oder ¼ Avocado bilden eine gute cremige Basis)
- Gemüse: Spinat, Gurke, Grünkohl, Mangold, Kohl, Fenchel, Sellerie, Karotte, Petersilie, Minze, Avocado
- Handvoll Hanfsamen, Mandeln oder Walnüsse
- Reines Wasser oder eventuell Kokoswasser

# Beispiel Rezepte für Smoothies

Grüner Protein Smoothie #1

- ½ Tasse Mandelmilch, ungesüßt
- 1 Esslöffel Mandelbutter
- 1 Banane
- 2 Tassen gemischtes Grün (zum Beispiel Grünkohl, Mangold und Spinat)

Grüner Protein Smoothie #2

- 1 Kiwi
- 1 Banane
- 1 Stück Ananas
- 2 Selleriestangen
- 2 Tassen Spinat
- 1 Tasse Wasser

Apfel-Beeren Smoothie

- 1 Tasse gemischte Beeren (z. B. Himbeeren, Erdbeeren und Blaubeeren)
- 1 großer Apfel
- 2 Tassen Spinat
- 1 Tasse Wasser (oder ungesüßte Mandelmilch)

Ananas-Bananen Smoothie

- 1 Stück Ananas
- 1 Banane
- 1 Apfel
- 2 Tassen Spinat
- 1 Tasse Wasser

## Smoothies mit Grünkohl

Grünkohl ist das, was manche als "Superfood" bezeichnen, was bedeutet, dass er reich an Vitaminen, Mineralien und anderen essentiellen Nährstoffen ist. In der Tat gilt er als eine der nahrhaftesten Pflanzen, die es gibt.

Grünkohl schmeckt nicht jedem, aber wenn Sie ihn mit den richtigen Zutaten kombiniert, kann er eine köstliche und gesunde Ergänzung zu jedem Rezept für einen grünen Detox-Smoothie sein. Vergewissern Sie sich auch, dass Sie nur die Blätter des Kohls verwenden. Dadurch wird der meiste bittere Geschmack weggelassen.

Grünkohl-Apfel Smoothie

- ⅔ Tasse Mandelmilch (ungesüßt)
- 1 ½ Tassen voll mit Grünkohl (gehackt)
- 1 Stangensellerie (gehackt)
- ½ roter oder grüner Apfel (entkernt und gehackt)
- 1 Esslöffel gemahlener Leinsamen
- 1 Teelöffel Honig (optional)

Grünkohl-Ananas-Kokosnuss Smoothie

- 1 Banane
- 1 Tasse voll mit gehackter Ananas
- 1 Tasse Kokosnussmilch
- 2 Tassen Grünkohl (gehackt)

Grünkohl-Erdbeeren-Bananen Smoothie

- 1 Banane
- 1 Tasse Joghurt
- 1 Tasse Erdbeeren (frisch oder gefroren)
- 1 Tasse Grünkohl (gehackt)
- 1 Tasse Eis (crushed)

## Avocado Smoothie

Wenn es um gesunde Lebensmittel geht, liegen Avocados ganz weit vorne. Sie sind voll mit gesunden Nährstoffen, darunter Vitamine B, C, Kalium und einiges mehr.

Studien haben gezeigt, dass sie die Herz-Kreislauf-Gesundheit verbessern, Gelenkentzündungen lindern, gesund für die Augen sind, die Knochen stärken und sogar beim Abnehmen helfen können.

- 1 1/2 Tassen Apfelsaft
- 2 Tassen Spinat oder Grünkohl (gehackt)
- 1 Apfel (ungeschält, entkernt und gehackt)
- 1/2 Avocado (gehackt)

Mischen Sie Apfelsaft, Spinat, Apfel und Avocado in einem Mixer und pürieren Sie alles. Fügen Sie etwa 1 Minute lang Wasser hinzu, um die gewünschte Konsistenz zu erreichen.

## Die Grünen Wochen nach der Reinigung

Nach der Reinigung sollte man ca. 3 Wochen lang „grün“ bleiben. Essen Sie rohes und leicht gedämpftes Gemüse. Salate mit Zitronen-Dressing, Dampfbrokkoli oder Spargel. Es dürfen keine komplexen Kohlenhydrate, einschließlich Gemüse mit hohem Kohlenhydratanteil, Körner und stärkehaltige Hülsenfrüchte, gegessen werden. Komplexere Lebensmittel und Kohlenhydrate müssen Schritt für Schritt wieder in die Nahrung aufgenommen werden. Trinken Sie weiterhin täglich mindestens 2,5 Liter Wasser.

Einige Personen, die sich Ihr Leben lang ungesund ernährt haben, müssen möglicherweise 2-3 Monate lang „grün“ bleiben, bevor sie nicht-grüne alkalische Nahrungsmittel zu Ihrer Ernährung hinzufügen. Diese Personen sollten weiterhin täglich grüne Smoothies trinken und leicht gedünstetes, grünes Gemüse oder Salate essen.

Wenn die dreiwöchige "grüne" Zeit nach der Reinigung abgeschlossen ist, ist der nächste Schritt, komplexere Lebensmittel zu Ihrer Diät hinzuzufügen. Man kann pro Mahlzeit eine Portion hinzufügen: Erbsen, Winterkürbis, Süßkartoffel, Kürbis, Kichererbsen und andere Hülsenfrüchte. Die Körner Ihrer Wahl sollten sein: Hirse, Dinkel, Buchweizen, Kamut (Khorasan-Weizen), Quinoa, brauner Reis und Weizen - solange sie frei von Zucker, Honig, Ahornsirup, braunem Reissirup, Hefe oder anderen Zusatzstoffen sind, die hemmend für eine gute Verdauung wirken können. Buchweizen und Dinkel sind die besten. Dinkel hat unter anderem wertvolle Nährstoffe.

□

Wenn man zu einer alkalischen Diät übergeht, kann dies zeitaufwendig oder umständlich erscheinen. Es gibt viele einfache Möglichkeiten, um Zeit und Geld zu sparen. Nehmen Sie für unterwegs Aufbewahrungsbeutel mit gehacktem Gemüse, Sprossen, Nüssen und Samen oder gebackenem Tofu zum Knabbern mit.

Wenn sie auswärts essen gehen, dann geben die Restaurants gerne auf Anfrage zusätzliches Gemüse auf Ihren Teller. Probieren Sie Pfannengerichte mit gedünstetem Reis oder Spinatsalate mit Gemüse anstelle von Schinken und Käse. Es ist einfach, eine kleine Flasche mit Olivenöl bei sich zu haben, um Ihre Snacks zu verfeinern. Es macht Spaß, sich für eine neue Küche, wie die indische, chinesische oder thailändische zu öffnen. Diese Restaurants bieten normalerweise immer auch eine Menge an vegetarischen Gerichten an.

Nehmen Sie sich zu Hause etwas Zeit, um sich vorzubereiten. Sie können am Anfang der Woche einen großen Salat zubereiten, um Zeit zu sparen. Bewahren Sie ihn in einem luftdichten Behälter mit Papiertüchern am Behälterboden auf. Bewahren Sie das gehackte Gemüse in kleinen Behältern auf, um sie in letzter Minute zum Salat hinzuzufügen.

Einige Leute, die seit einigen Monaten auf der alkalischen Diät sind, beklagen, dass sie nicht mit der gleichen Geschwindigkeit abnehmen, wie sie es ursprünglich getan haben. Es ist möglich, dass sich der Körper immer noch an die letzten Ernährungsumstellungen anpasst. Es kann noch einige Wochen oder Monate dauern, bis dieses sogenannte "Plateau" überwunden ist und man wieder an Gewicht und Toxinen abnehmen kann.

Wenn Sie sich der Herausforderung stellen, bewerten Sie

Ihre Ernährungsgewohnheiten ehrlich. 80% alkalische und 20% saure Nahrungsmittel sind die Richtlinien. Alkalische Lebensmittel sollten rohes, ungekochtes grünes Gemüse sein. Säurebildende Lebensmittel können rote, frische Kartoffeln, brauner Basmati-Reis oder leicht gedämpfte Lebensmittel sein. Diese Zulage von 20% sollte also keine Süßigkeiten, Kuchen, Rindfleisch, Käse, Eiscreme, Hefebrot usw. enthalten. Die Befolgung dieser Empfehlungen ist der beste Weg, um positive Gesundheitsziele zu erreichen und zu Ihrem optimalen Gewicht zu gelangen.

# Ein Beispiel-Tag für eine basische Ernährung

Dieser "Menü-Plan" schränkt die Kalorien nicht ein oder beseitigt bestimmte Nahrungsmittel insgesamt (obwohl Sie sicherlich mehr Erfolg beim Abnehmen haben werden, wenn Sie zuckerhaltige Nahrungsmittel meiden). Kalorienzählen gehört nicht dazu - Sie können so viele alkalisierende Früchte und Gemüse essen, wie Sie möchten, aber Sie sollten Dinge wie Fleisch, Getreide und stark verarbeitete Lebensmittel einschränken, um eine Erhöhung Ihres Säuregehalts zu vermeiden.

**Frühstück**
Gemüse Eierspeise:
1-2 Eier pro Person, gemischt mit Frühlingszwiebeln, Tomaten, gehacktem Pak Choi (Senf Kohl) oder anderem Blattgrün und Paprika.
Eine Tasse Ingwertee.

**Snack**
1 Birne
1 Handvoll geröstete Kürbiskerne.

**Mittagessen**
Linsensuppe mit 2 Tassen gedünstetem Gemüse (Brokkoli, Grünkohl, Karotten, Zwiebeln). Das Gemüse mit Olivenöl-Salat-Dressing verfeinern.

oder

Lachs (oder Hähnchen, Thunfisch oder Tofu) wird über 2-

3 Tassen gemischtem Gemüse, (Tomaten, Gurken, Karotten, Brokkoli oder anderem frischem Gemüse) serviert.
Zitronen-Dill-Dressing.

**Snack**
1 hart gekochtes Ei, aufgeschnitten und mit Meersalz und gehackter Petersilie bestreut.
Rote Paprikastreifen, Sellerie- oder Karottenstifte.
Eine Handvoll Mandeln ist auch eine Snack-Option.

**Abendessen**
Fisch, Hühnchen oder Truthahn serviert mit gebackener Yamswurzel oder Süßkartoffel und einem gemischten Gartensalat.

oder

Teigwaren (hergestellt aus Buchweizen, Reis, Amaranth oder Quinoa anstatt Weizen), die mit bitterem Grün belegt sind, wie: Brokkoli Rabe oder Rucola mit gehacktem Zucchini, Pinienkerne oder Mandelblättchen, Knoblauch, Zitronensaft, Salz und Pfeffer.
Beilage aus gedämpfter Zucchini mit einem Schuss Knoblauch und Olivenöl.
Fügen Sie, falls gewünscht, etwas Pecorino (italienischer Käse) oder frischen Parmesan hinzu.

Obst der Saison: Probieren Sie im Sommer Nektarinen und Kirschen oder Trauben und Melonen. Versuchen Sie im Winter gebratene Birnen oder Bratäpfel.

# Die Alkaline Diät als Krebsheilmittel?

## Allgemeines über Krebserkrankungen

Aus den Daten der Eurostat geht hervor, dass Krebs die drittgrößte Sterbeursache in der Europäischen Union ist (nach ischämischen und zerebrovsaskulären Herzkrankheiten). Die fünf Krebsarten, die weltweit die höchste Sterblichkeit verursachen, sind: Lungenkrebs, Leberkrebs, Darmkrebs, Magenkrebs und der Brustdrüsenkrebs.

Der Prozess der Umwandlung normaler Zellen in Tumore wird von der
Wechselwirkung zwischen genetischen Faktoren und drei Kategorien von externen krebserzeugenden Einwirkungen bedingt, welche klassifiziert werden als:

- Physikalische: ultraviolette und ionisierende Strahlung
- Chemische: Asbest, Bestandteile von Tabakrauch, in Lebensmitteln enthaltene Aflatoxine, vorhandenes Arsen im Trinkwasser
- Biologische: Bestimmte Viren, Bakterien und Parasiten

Die Alterung ist ein weiterer Faktor, der das Auftreten von Krebs erleichtert, weil in diesem Stadium des Lebens eine Anhäufung von Risikofaktoren hinzukommen, welche zu einem Verlust der Wirksamkeit der zellulären Reparaturmechanismen führen.

- Psychosomatische Ursachen

Von der Schulmedizin nicht erwähnt, ist der Einfluss

unseres emotionalen und geistigen Wohlbefindens auf unsere Gesundheit. So sprechen viele vom „typischen Krebspatienten“ der jahrelang unter psychischem Stress gelitten hat.
Wenn Sie in Ihrem Leben ein traumatisches Ereignis erlebt haben und die Wunde dieser Erfahrung nicht geheilt haben, haben Sie es wahrscheinlich mit den Folgen chronischen Stresses zu tun, der auch zu Krebs führen kann.

Wenn das emotionale Trauma nicht geheilt ist, ist das Körpersystem in einem ständigen Zustand von erhöhtem Stress. Zahlreiche Studien haben Stress mit einer Beeinträchtigung der Immunfunktion und dadurch ein allgemein häufigeres Auftreten von Krankheiten in Verbindung gebracht. Ein kürzlich veröffentlichter Bericht analysierte die Ergebnisse von fast hundert Studien, die zeigten, wie das sympathische Nervensystem Metastasen bei chronischer Aktivierung tatsächlich fördern kann.

Wenn auch der Stress oder das emotionale Wohlbefinden nicht direkt mit einer Krebserkrankung in Verbindung gebracht werden kann, steht mit Sicherheit fest, dass eine Person, die sich unter ständigem Stress befindet oder andauernde emotionale Tiefschläge erleidet, durch sein dadurch angeschlagenes Immunsystem leichter anfällig für Krankheiten wird.
Die Weltgesundheitsorganisation (WHO) gibt an, dass 30-50% der Krebserkrankungen durch die Reduzierung von Risikofaktoren und Präventionsstrategien auf wissenschaftlicher Basis verhindert werden können. Fast ein Drittel der Krebstodesfälle ist auf fünf Hauptrisikofaktoren zurückzuführen: Übergewicht und Fettleibigkeit, verringerte Aufnahme von Obst und

Gemüse, sitzende Lebensweise, Tabakkonsum und Alkoholkonsum. Von diesen ist Tabak der Hauptrisikofaktor und für etwa 22% der Krebstodesfälle verantwortlich. Onkogene Infektionen, die hauptsächlich durch Hepatitis (B und C) und humane Papillomaviren verursacht werden, verursachen 25% der Krebsfälle in Ländern mit niedrigem und mittlerem Einkommen.

Die Ernährung betreffend können Diäten, die reich an Obst und Gemüse sind, bei vielen Krebsarten (unter anderem Speiseröhre, Magen, Kehlkopf, Prostata) einen schützenden Effekt haben. Umgekehrt kann ein übermäßiger Verzehr von rotem Fleisch und verarbeiteten Lebensmitteln das Risiko für Darmkrebs erhöhen. Alkoholkonsum stellt auch einen Risikofaktor für viele Krebsarten dar. Zu den durch Alkohol geförderten Krebsarten gehören vor allem der Krebs der Mundhöhle, Rachen, Kehlkopf und der Speiseröhre.

# Verbindungen zwischen alkalischer Ernährung und Krebs

Die alkalische Diät wird im Internet auch oft mit der Prävention und der Behandlung von Krebs in Zusammenhang gebracht. Die Theorie der Befürworter besagt, dass der Konsum bestimmter Nahrungsmittel der modernen Ernährung, wie verarbeitete Nahrungsmittel, Zuckerzusatz, Fleisch, Alkohol und Speisen, die viele gesättigte Fettsäuren enthalten, zu einer hohen Säureproduktion führen und deshalb eine negative Säure-Base Veränderung hervorrufen. Das heißt, sie senken den pH-Wert. Die Hypothese zeigt weiterhin auf, dass dieser Überschuss an Säure auch eine Gewichtszunahme mit sich bringt und somit auch ein Risikofaktor für Krankheiten wie Arthritis, Osteoporose sowie Nieren- und Leberinsuffizienz sein kann. Diese Diät wird deshalb auch zur Prävention von Herz-Kreislauf-Erkrankungen, Diabetes und Bluthochdruck beworben.

Die alkalische Diät besteht aus einer achtzig prozentigen Aufnahme von alkalisierenden Lebensmitteln (wie Obst und Gemüse). Dem steht die Aufnahme von 20% sauren Nährstoffen (meist proteinreiche Nahrung und Milchprodukte) gegenüber. Empfohlen werden auch Nahrungsergänzungsmittel, die unter anderem Kalzium, Magnesium, Natriumbikarbonat, Kalium und Kollagen enthalten, sowie Geräte, die das Wasser auf einen pH-Wert von 8,5 alkalisieren.

Einige Studien haben gezeigt, dass saure Umgebungen das Wachstum von Krebszellen fördern. Die Idee ist also, dass eine Diät, die reich an alkalischen Lebensmitteln ist (hoher pH-Wert) und niedrig an sauren Lebensmitteln, den pH-Wert des Körpers anheben (den Körper alkalischer machen) und Krebs vorbeugen oder eine Heilung begünstigen kann.

Es sei darauf hingewiesen, dass dies Studien von Krebszellen im Labor durchgeführt wurden und nicht die komplexe Natur von Verhaltenstumoren im menschlichen Körper darstellen. Man sollte auch wissen, dass Lebensmittel den pH-Wert Ihres Blutes nicht direkt verändern können.

**Was sollten Krebspatienten wissen, bevor sie ihre Ernährung ändern?**

Untersuchungen haben ergeben, dass es bislang nichts gibt, das Krebs heilen kann. Aber eine gesunde Ernährung wird immer von Vorteil für Sie sein.

Deshalb ist es so wichtig, vor dem Beginn einer neuen Diät mit einem Arzt oder Ernährungsberater zu sprechen. Dies gilt unabhängig davon, ob Sie Krebs haben oder nicht. Verschiedene Diätpläne wirken sich auf verschiedene Personen unterschiedlich aus, und Ihr Arzt oder Ernährungsberater kann Ihnen dabei helfen, festzustellen, ob eine neue Diät erstrebenswert ist, um Ihre gesundheitlichen Ziele zu erreichen.

Ihr Ernährungsberater kann Ihre Ernährung beurteilen und mit Ihnen über Ihre Ernährungsziele sprechen, die sich in den verschiedenen Stadien der Behandlung ändern können. Er kann Ihnen auch dabei helfen, die nachteiligen Auswirkungen Ihrer Ernährung auf Ihre Behandlung zu begrenzen und Nebenwirkungen zu minimieren.

## Kritische Stimmen

Studien des Amerikanischen Instituts für Krebsforschung unterstützen die Theorie der Basischen Ernährungsform, die besagt, dass Krebszellen vermehrt in einer sauren Umgebung (niedriger pH-Wert) vorkommen, sie aber in einer alkalischen Umgebung (hoher pH-Wert) nicht überleben können.

Dieses Ergebnis mag die Anhänger der Alkalinen Diät zwar erfreuen, es gilt jedoch nur für Zellen in einer isolierten Laborumgebung. Den Forschern nach ist es praktisch unmöglich, die Zellumgebung des menschlichen Körpers zu verändern, um eine weniger saure, weniger krebsfreundliche Umgebung zu schaffen.

Während Befürworter der basischen Ernährung argumentieren, dass das Vermeiden bestimmter Lebensmittel und das Essen anderer, den pH-Wert des Körpers verändern könne, stehen diese Behauptungen im Kontrast zu dem, was die Forschung über die Chemie des menschlichen Körpers zeigt.

- Der Säure-Basen-Haushalt wird durch verschiedene Mechanismen, darunter Nieren- und Atemfunktionen, streng reguliert.

- Selbst geringfügige Änderungen des pH-Werts des Körpers sind lebensbedrohliche Ereignisse. Patienten mit Nierenerkrankungen und Lungenfunktionsstörungen sind zum Beispiel häufig auf Dialysegeräte (bzw. Beatmungsgeräte) angewiesen, um eine geringfügige Störung des Säure-Basen-Gleichgewichts zu vermeiden.

- "pH-Wert-Test-Kits" für zu Hause, die den pH-Wert des Urins messen, geben keine Informationen über den pH-Wert des Körpers weiter. Nahrungsmittel, Getränke und Nahrungsergänzungsmittel beeinflussen den Säuregehalt oder die Alkalität des Urins, es ist jedoch die einzige Flüssigkeit, die betroffen ist. Tatsächlich wird überschüssige Säure oder Base mit dem Urin ausgeschieden, um das pH-Gleichgewicht im Körper aufrechtzuerhalten.

Was Sie essen, kann einen erheblichen Einfluss auf Ihr Krebsrisiko haben, aber die Säure oder Alkalität von Lebensmitteln ist nicht ausschlaggebend. Konzentrieren Sie sich stattdessen auf diätetische Entscheidungen, die Ihr Risiko wirklich beeinflussen können: Essen Sie eine große Auswahl an Gemüse, Obst, Vollkornprodukten und Bohnen. Minimieren Sie den Konsum von rotem und verarbeitetem Fleisch. Genießen Sie Alkohol, wenn überhaupt, nur in Maßen. Und rauchen Sie nicht.

# Fazit

Wenn wir also die Frage "Kann die alkalische Diät Krebs verhindern?" beantworten müssen, dann können wir das nur mit einem: „Wir wissen es nicht“ tun.

All den Studien zu Folge kann man nicht mit Gewissheit sagen, ob die alkalische Diät Krebs verhindern kann oder nicht. Mit Sicherheit ist es eine gesunde Ernährungsform, die präventiv in Bezug auf eine Krebserkrankung wirken kann.

Die basische Ernährung ist gesund und beinhaltet einen hohen Anteil an Obst, Gemüse und gesunden, vollwertigen Lebensmitteln, während der Konsum von Junk-Food eingeschränkt wird. Man kann vermuten, dass die Ernährung auch aufgrund ihrer alkalisierenden Wirkung die Gesundheit fördert.

Einige Studien deuten auf positive Auswirkungen auf eine sehr kleine Gruppe der Bevölkerung hin. Eine alkalisierende, proteinarme Diät kann zum Beispiel Menschen mit chronischer Niereninsuffizienz zugutekommen.
Die alkalische Diät ist generell also gesund, weil sie auf ganzen, unverarbeiteten Nahrungsmitteln basiert. Diese Vorteile habe allerdings nichts mit dem pH-Wert des Blutes zu tun.

# Ein kurzer Vergleich von der Alkalinen Diät mit der Paleo-Diät (Steinzeitdiät)

Die Paleo-Diät soll dem ähneln, was menschliche Vorfahren von Jägern und Sammlern vor Tausenden von Jahren aßen. Obwohl es unmöglich ist, genau zu wissen, was menschliche Vorfahren in verschiedenen Teilen der Welt gegessen haben, glauben Forscher, dass ihre Ernährung vorwiegend aus Vollwertkost bestand.

Jäger und Sammler, die eine vollwertige Ernährung und ein körperlich aktives Leben führten, hatten vermutlich eine viel geringere Rate an Lebensumstandskrankheiten wie Fettleibigkeit, Diabetes und Herzerkrankungen.

In der Tat deuten mehrere Studien darauf hin, dass diese Diät zu einem signifikanten Gewichtsverlust (ohne Kalorienzählen) und wesentlichen Verbesserungen der Gesundheit führen kann.

- Die Paleo-Diät und die alkalische Diät haben viele Gemeinsamkeiten. Sie teilen sich viele der Vorteile, wie zum Beispiel ein verringertes Risiko für Nährstoffmangel, verringerte Entzündungsherde, bessere Verdauung, Gewichtsverlust oder verbessertes Gewichtsmanagement.

- Einige Dinge, die die beiden auch gemeinsam haben, ist das Verzichten auf zu viel Zucker. Die Aufnahme von pro-inflammatorischen Omega-6-Fettsäuren wird auch verringert. Aus dem Ernährungsplan werden auch eine Menge Getreide und verarbeitete Kohlenhydraten gestrichen, und die Aufnahme von Milchprodukten wird vermindert. Gleichzeitig legen beide Diäten großen Wert auf die Erhöhung der Aufnahme von Obst und Gemüse.

- Es erscheint mir wichtig zu erwähnen, dass einige Punkte zu berücksichtigen sind, wenn Sie die Paleo-Diät einhalten möchten. Die Paleo-Diät eliminiert alle Milchprodukte, einschließlich Joghurt und Kefir, was für viele Personen eine wertvolle Quelle für Probiotika und Mineralien sein kann - und die Paleo-Diät betont nicht immer das Essen von Bio-Lebensmitteln oder von Fleisch aus gesunder Haltung (in begrenzte Mengen).

- Außerdem beinhaltet die Paleo-Diät viel Fleisch, Schweinefleisch und Schalentiere, die ihre eigenen Nachteile haben.

- Das Essen zu vieler tierischer Proteinquellen trägt generell zu einem erhöhten Säuregehalt bei und nicht zur Alkalität. Rindfleisch, Hühnchen, Wurstwaren, Muscheln und Schweinefleisch können zum Abbau von Schwefelsäure im Blut beitragen, da Aminosäuren abgebaut werden. Versuchen Sie, die bestmögliche Qualität tierischer Produkte zu erhalten, und variieren Sie die Aufnahme von Proteinnahrung, um Ihren pH-Wert im Gleichgewicht zu halten.

# Ernährungsideen für den ganzen Tag

## Frühstück

Für unsere Gesundheit ist es ideal, den Tag mit einem Glas Wasser, gemischt mit dem Saft einer Zitrone zu beginnen. Trinken Sie dies immer auf leeren Magen und warten Sie dann eine halbe Stunde, bevor Sie Ihr Frühstück vervollständigen.
Sie können diese halbe Stunde nutzen, um eine Dusche zu nehmen oder sich noch etwas auszuruhen. Danach können Sie sich an diesen Frühstücksideen ein Beispiel nehmen:

- Eine Schüssel mit Apfel- oder Wassermelonenstücken mit Mandelmilch.
- Ein Omelett mit Spinat und einem Karottensaft.
- Grüner Tee mit Vollkornbrot und Kirschtomaten.
- Apfel und Rüben verflüssigt (Rote Beete) und Kürbisbrot mit Honig.
- Geminierte Weizenpfannkuchen mit Spinat und natürlichem Ananassaft.
- Birnensaft, eine Schüssel Sauerkirschen, Wassermelonenstücke und Haselnüsse oder Mandeln.
- Grüner Tee, eine Schüssel mit Datteln und Rosinen und ein Omelett aus zwei Knoblauchzehen.
- Natürlicher Apfelsaft, zwei Karotten gekocht und dann im Ofen mit etwas Zimt verfeinert. Dazu geben Sie Vollkorn-Pita-Brot mit Kirschtomaten.

## Mittagessen

Für Ihre Mittagspause werde ich Ihnen eine Menge Tipps für die Zubereitung von verschiedenen Salaten geben.

- Grüner Salat: Enthält Rucola, Blattsalat, Feldsalat, schwarze Oliven, Gurken und einige rote Trauben. Fügen Sie etwas Tofu und ein Dressing bestehend aus Apfelessig und ein wenig Olivenöl hinzu. Geben Sie in eine separate Schüssel etwas Hummus, damit Ihr Mittagessen reichhaltiger wird.
- Grüner Smoothie: Bereiten Sie den Smoothie aus einem Kohl mit einer halben Avocado, einer Gurke, Sellerie und einem halben Glas Wasser zu. Fügen Sie auch ein wenig Olivenöl hinzu. Sie können Pita-Brot mit Kirschtomaten dazu essen.
- Eine Tortilla mit Spinat und Knoblauch. Dazu einen Salat mit Avocado, Walnüssen, Sellerie und Rucola.
- Eine gegrillte Hähnchenbrust mit Schnittlauch und Spargel.
- Kohl Saft mit Spinat und Sellerie. Dazu Pita-Brot mit Senf, Brunnenkresse, Tomaten und etwas Avocado geben.
- Mit Spargel gefüllte Tortilla. Dazu ein Salat mit Spinat, Walnüssen und Orangenstücken.
- Hähnchenbrust mit Tomaten, Knoblauch und Spargel. Mit einem Salat aus Sellerie, Rucola, Walnüssen und Apfelstücken servieren.

## Nachmittagssnack

- Melonensaft
- Mandelmilch
- Grüner Tee
- Ein Apfel in Stücke geschnitten mit Nüssen oder Mandeln
- Alle Früchte des Waldes, wie Himbeeren, Erdbeeren, Heidelbeeren. Ideal zum Beispiel zu einem Bananenmilchshake.

## Abendessen

- Karottensuppe mit Kürbis und Lachs, überbacken mit Olivenöl und Schnittlauch.
- Eine gebackene Hühnerbrust in Kürbiscreme. Brust mit etwas Senf und Kirschtomaten verfeinern.
- Thunfisch mit Basmatireis, geschmort mit Zitrone und Olivenöl.
- Gebackener Kürbis und ein Omelett mit Rührei.
- Selleriesuppe mit Mandelstücken, dazu Pita-Brot mit Avocado-Chips, Pfeffer und Kirschtomaten.
- Etwas Hummus, ein Rucola Salat mit Kohl, Tomaten und kleinen Putenbruststücken.
- Eine mit Olivenöl gebackene Kartoffel. Gemeinsam mit Lachs und einem Apfel-Smoothie serviert.
- Karamellisierte Karotten mit Zimt. Fügen Sie auch braunen Basmatireis mit Avocado, Rosinen und Mandeln hinzu, gebraten mit dem Saft einer halben Zitrone.

Abschließend möchte ich feststellen, dass es von großem Vorteil wäre, wenn Sie diese Art der Ernährung mindestens dreimal pro Woche befolgen. Sie müssen jedoch einen weiteren wesentlichen Aspekt berücksichtigen. Das tägliche Leben mit seinem sehr hohen Maß an Stress hat auch einen negativen Einfluss auf unseren Körper. Unser Immunsystem wird geschwächt und unser pH-Wert wird saurer.

Wenn wir gestresst sind, steigt der Säuregrad in unseren Zellen, es wird weniger Sauerstoff transportiert und auf lange Sicht verändern diese kleinen Reaktionen unsere allgemeine Gesundheit. Nehmen Sie sich also die folgenden Tipps zu Herzen, um Ihre Lebensqualität zu verbessern:

- Befolgen Sie diese alkalischen Diäten mindestens dreimal pro Woche.
- Gehen Sie mit Stress und Angstsituationen richtig um.
- Machen Sie regelmäßig Sport.
- Trinken Sie viel Flüssigkeit.
- Lassen Sie sich regelmäßig ärztlich untersuchen, um Ihren pH-Wert im Gleichgewicht zu halten.

Wenn Sie diese Empfehlungen befolgen und Ihre Ernährung regelmäßig alkalisch halten, werden Sie eine deutliche Verbesserung Ihrer allgemeinen Gesundheit feststellen. Den ersten Schritt haben Sie bereits getan. Sie haben dieses Buch gelesen. Nun geht es daran, dieses neu erlangte Wissen auch in Taten umzusetzen.
Im Anhang finden Sie noch einige Rezepte. Wie Sie sehen werden, ist die basische Diät alles andere als eine eintönige oder langweilige Ernährungsweise. Ich wünsche Ihnen viel Spaß beim Ausprobieren dieser Rezepte. Wenn Sie sich an diese Art der Ernährung halten, werden Sie sich schon nach kurzer Zeit fitter und gesünder fühlen.

# Basische Rezepte

Für eine gesunde basische und abwechslungsreiche Ernährung empfehle ich Ihnen meinen anderen Bestseller **„Basische Rezepte - Das Kochbuch gegen Übersäuerung mit den 60 beliebtesten Rezepten für einen ausgeglichenen Säure-Basen-Haushalt: Entsäuern, entschlacken und genesen“** welches Sie ebenfalls bei Amazon finden können.
10 ausgesprochen gute, gesunde und basische Rezepte möchte ich Ihnen jedoch gleich mit auf den Weg geben.

# Udon-Suppe mit Dinkelnudeln und Chinakohl

## Zutaten

- 4 Tassen gefiltertes Wasser
- 3 Esslöffel Proteinkonzentrat
- 1 EL fein zerkleinerter Ingwer
- 1 Knoblauchzehe fein gerieben
- 1/8 TL keltisches Meersalz
- 1 1/2 Tassen Grüne Bohnen mit Schale
- 2 Tassen gehackter Chinakohl - sowohl Stängel als auch Gemüse
- 1 Tasse/Packung Dinkel-Udon-Nudeln oder Buchweizen-Soja-Nudeln
- gehackte Zwiebeln oder grüne Zwiebeln

## Zubereitung

Wasser, Eiweißkonzentrat, Ingwer und Knoblauch mit Salz vermischen und bei mittlerer Hitze 5-6 Minuten mit den Bohnen erhitzen. In der Zwischenzeit in einem anderen Topf die Nudeln entsprechend der Packung in gefiltertem Wasser kochen.

Bereiten Sie 4 Schüsseln vor und teilen Sie die Nudeln gleichmäßig auf. Geben Sie nun den Chinakohl für nur 1 Minute in die Brühe. Mit einem Schaumlöffel das Gemüse zwischen den Behältern aufteilen und die restliche Brühe in jede Schüssel geben. Wenn Sie möchten, mit gehackten Zwiebeln verfeinern.

## Brokkoli-Quinoa-Salat zum Mitnehmen

**Zutaten**

- 3 Tassen gekochte Quinoa
- 5 Tassen roher Brokkoli, in kleine Sträuße und Stiele geschnitten
- 3 mittelgroße Knoblauchzehen
- 2/3 Tasse rohe Nüsse, Mandeln oder Pinienkerne
- 1/3 Tasse Parmesanreis
- Meersalz nach Geschmack
- 2 Tassen frischer Zitronensaft (normalerweise 1 mittelgroße Zitrone)
- 1/4 Tasse Olivenöl
- 2 EL Hanföl
- 1/4 Tasse Mandelmilch (ungesüßt)
- gehackte Avocado, Hanfnüsse, rohe Samen oder gehackte Nüsse

**Zubereitung**

Die Quinoa-Samen kochen: 2 Tassen Wasser und 1 Tasse Quinoa (gewaschen) zum Kochen bringen und dann bei schwacher Hitze etwa 10 Minuten kochen, bis das Wasser praktisch absorbiert ist. Dann mit dem Deckel beiseite stellen für etwas mehr Weichheit und damit die restliche Flüssigkeit absorbiert wird. Umrühren und dann abkühlen lassen.

Gießen Sie überschüssige Flüssigkeit weg. Nehmen Sie einen Topf mit kochendem Wasser und geben Sie 1 Esslöffel Meersalz hinein, fügen Sie dann Brokkoli hinzu und warten Sie, bis er leuchtend grün wird (maximal 1-2 Minuten kochen lassen).

Gießen Sie das Wasser weg und geben Sie erneut kaltes Wasser hinzu, um ein Überkochen zu vermeiden. Stellen Sie 3 Tassen diese gekochten Brokkoli zur späteren Verwendung beiseite. Nun die restlichen Zutaten (außer Öl und Milch) in einer Küchenmaschine zu einer fein gemischten Mischung vermengen. Fügen Sie nun die Öle und die Milch hinzu und mischen Sie alles, bis die Mischung vereint, aber noch nicht püriert ist. Kombinieren Sie diese Mischung mit den 3 Tassen (außer dem Brokkoli) und fügen Sie Salz hinzu, um sie abzuschmecken.

Geben Sie auch Hanfnüsse in Ihre Lunchbox, rohe gehackte Nüsse oder auch Avocado, kombiniert mit einer großzügigen Menge an gemischtem Grün. Wenn Sie einen Salat bestehend aus 50 Prozent Brokkoli und 50% Gemüse haben, haben Sie für die Quinoa ein Verhältnis zwischen Gemüse und Grün von ungefähr 30-70, welches einem perfekten alkalischen Verhältnis entspricht.

## Zitronen-Ingwer-Salatdressing

**Zutaten**

- Saft von einer halben Zitrone
- Saft von 2 Limetten
- 1/3 Tasse Sonnenblumenöl
- sehr fein geriebener, frischer Ingwer
- 1/2 Esslöffel Honig-Dijon-Senf
- 1 Prise Salz
- 1 Prise frisch gemahlener Pfeffer
- Nach Belieben mit Agave süßen (ca. 1-2 EL)

**Zubereitung**

Alle Zutaten mischen und verquirlen oder umrühren und bis zu 3 Tage im Kühlschrank stehen lassen. Dieses süße Zitronendressing lässt sich mit jeder Art von Grün kombinieren. Sie können auch experimentieren und Mango oder Milch mit Avocado und einigen Nüssen (oder auch Garnelen) hinzufügen. Für mehr Omega-Fettsäuren, geben Sie 1-2 Esslöffel Leinsamen Öl oder Hanföl hinzu.

## Grapefruitsalat mit Walnüssen und Zitronen Dressing

**Zutaten**

- 1/2 grüner Blattsalat, gewaschen, zentrifugiert und in mundgerechte Stücke geschnitten
- 1/2 roter Blattsalat, gewaschen, zentrifugiert und in mundgerechte Stücke geschnitten
- 1-2 geschnittene Avocados
- 1 große Grapefruit, wobei die Segmente von den Membranen entfernt werden
- 1 Tasse Sonnenblumen- oder Erbsensamen, optional gewaschen und getrocknet
- 1/4 Tasse frische Minze, klein geschnitten und mit Gemüse gemischt

**Dressing**

- Saft von einer großen Grapefruit
- Orangensaft
- Saft von einer großen Zitrone
- 1/3 Tasse kaltgepresstes Sonnenblumenöl (oder Leinsamen- oder Olivenöl oder eine Kombination davon)
- 1 1/2 Teelöffel Agavendicksaft - je nach Vorliebe
- 1/4 EL Honigsenf
- 1 Prise Meersalz
- 1/4 EL frisch geriebener Ingwer
- Ergibt: 1 Tasse Dressing

**Zubereitung**

Kombinieren Sie die oben genannten Zutaten in einem Messbecher und rühren Sie gut um. Gut mit 2/3 des Dressings mischen. Das gewürzte Gemüse in 4 Salatschalen aufteilen. Auf jede Scheibe Avocado, Grapefruit, Nüsse und eine Gruppe Sprossen geben. Etwas mehr Dressing hinzugeben und sofort servieren.

# Knuspriger Salat mit rosa und lila Gemüse

Mit Thymian, Rüben, Radieschen, Kohl und Bohnen gewürzt
(für 4 Personen)

## Zutaten

- 6 violette Bohnen fein schneiden
- 1 Tasse fein gehackter Rotkohl
- 1 Zuckerrübe in dünnen Scheiben
- 5 Radieschen fein schneiden
- 1 Zitronengurke in Würfeln
- 1/2 Tasse Süßkartoffel in dünnen Würfeln
- 2 geschälte und gewürfelte Äpfel

## Dressing

- 1/4 Tasse Olivenöl
- Saft von 1/2 Zitrone
- 3 Tropfen Stevia
- 1 Esslöffel frisch geschnittener Thymian
- 1 EL frische, fein geschnittene Stevia-Blätter – optional
- Eine Prise keltisches Meersalz

## Zubereitung

Legen Sie das gesamte Gemüse und den Apfel in einen großen Behälter. Mischen Sie alles. In einem Glasmessbecher alle Zutaten des Dressings vermengen und gut umrühren. Über die Gemüsemischung gießen, umrühren und servieren. Mit einer fein gehackten Zuckerrübe und einer Passionsblume garnieren.

# Spinat Salat

## Zutaten

- frischer Spinat
- Orangen
- Rosinen
- Zitronensaft
- Pfeffer und Olivenöl

## Zubereitung

Den Spinat waschen und schneiden, die Orange schälen und würfeln. Eine Handvoll Rosinen dazugeben und mit Zitrone, Olivenöl und Pfeffer würzen.

## Kichererbsen Eintopf mit grünen Bohnen und Kürbis

1. Geben Sie Wasser in einen Schnellkochtopf, wenn es fast kocht, fügen Sie die Kichererbsen hinzu und lassen Sie sie eine Weile kochen, bis es schäumt.

2. Fügen Sie hinzu: gehackte Tomaten, Lorbeerblätter, 1 Kartoffel in Stücke geschnitten, Öl, Salz, Pfeffer und Paprika. Verschließen Sie den Topf und warten Sie ca. 15 Minuten.

3. Decken Sie den Topf ab und fügen Sie die Bohnen, die Kartoffel in Stücken und den Kürbis in Stücken hinzu. Etwa 10 Minuten warten.

# Gemüseeintopf

## Zutaten

- Karotten
- Selleriesalat
- Zucchini
- Kirschtomaten
- Brokkoli
- rote und grüne Paprika
- oder eine Auswahl von Gemüsesorten, die Sie mögen

## Zubereitung

Alle Zutaten in den Mixer geben, bis eine glatte Sauce ohne Klumpen entsteht. Wenn die Sauce zu dick ist und Sie sie aufhellen möchten, können Sie etwas Wasser hinzufügen.

# Joghurtsauce (Tzatziki)

## Zutaten

- 20 g Olivenöl
- 1 Gurke
- Salz
- 2 griechische Joghurts
- 1 Knoblauchzehe
- grobes Salz und Pfeffer (optional)

## Zubereitung

1. Waschen Sie die Gurke und hacken Sie sie dann fein oder benutzen den Zerkleinerer des Mixers. Geben Sie Salz hinzu und lassen Sie es zwei Stunden lang stehen, damit das Wasser der Gurke ausrinnen kann. Sie können es von Zeit zu Zeit mit einer Gabel umrühren, damit das überschüssige Wasser herauskommt.

2. Den Knoblauch mit der Knoblauchmühle zerdrücken oder sehr fein hacken. Fügen Sie die Gurke und den Rest der Zutaten hinzu und mischen Sie alles gut durch.

## Blumenkohl-Gnocchi

**Zutaten**

- 1 Stück Blumenkohl, gedämpft oder gekocht, bis er sehr zart ist
- 1 Knoblauchzehe, fein gehackt
- 1 Tasse Mehl - genug, um einen weichen Teig zu machen
- 1 EL Oliven- oder Kokosöl zum Braten

FÜR DAS RAGOUT:

- 1 Dose ganze Tomaten
- 5 Zucchini, in dicke Scheiben geschnitten
- 1/2 Zwiebel, fein geschnitten
- 1 EL Oliven- oder Kokosöl
- 2 Knoblauchzehen, fein geschnitten
- 6 große schwarze Pilze, in dicke Scheiben geschnitten
- 300 ml Gemüsebrühe
- 1 TL Zucker
- Salz und Pfeffer abschmecken
- frisches Basilikum zum Servieren

**Zubereitung**

Den Blumenkohl und den Knoblauch in einen Mixer oder eine Küchenmaschine geben und glattrühren. Fügen Sie bei Bedarf etwas Wasser hinzu, um eine glatte Paste zu erhalten. Fügen Sie das Salz und Mehl hinzu - 1/4 Tasse auf einmal - und setzen mixen Sie weiter, bis ein weicher Teig gebildet wird. Fügen Sie bei Bedarf etwas mehr Wasser hinzu.

Auf einer bemehlten Oberfläche wenden und kurz kneten, bis der Teig glatt und weich ist. Den Teig in vier Stücke schneiden. Nehmen Sie eines und bedecken Sie die restlichen drei mit einem feuchten Geschirrtuch.

Den Teig ca. 3 cm weit ausrollen und in 3 cm große Stücke schneiden. Drücken Sie jedes Stück mit einer Gabel nach unten, legen Sie es beiseite und wiederholen Sie den Vorgang mit dem restlichen Teig.

Geben Sie das Olivenöl oder Kokosöl in eine beschichtete Pfanne oder einen Topf und braten Sie die Gnocchi an, bis sie auf beiden Seiten leicht gebräunt sind.

Für das Ragout das Oliven- oder Kokosöl bei mittlerer Hitze in einen Antihafttopf geben. Zwiebel, Knoblauch, Champignons und Zucchini dazugeben und anbraten, bis sie anfangen, sich zu färben und weich zu werden. Fügen Sie die Tomaten, Gemüsebrühe und Zucker hinzu. Reduzieren Sie auf eine mittlere Hitze und lassen Sie es 15 Minuten lang leicht köcheln - bis das Gemüse weich ist. Nach Geschmack würzen.

Das Ragout mit den warmen Blumenkohl-Gnocchi und den Basilikumblättern darauf servieren.

## Gebratene Gemüse- und Kokosmilchsuppe

Ein sehr nahrhaftes, wärmendes Wintergericht

**Zutaten**

- Gehacktes Gemüse. Das kann zum Beispiel Zucchini, Butternuss, Kohl, Zwiebeln und grüne Bohnen sein.
- Olivenöl zum Braten des Gemüses
- Salz und schwarzer Pfeffer zum Abschmecken
- 1 EL Butter
- 1 TL zerkleinerter Knoblauch
- 1 EL frisch geriebener Ingwer
- Kokosmilch

**Zubereitung**

- Backofen auf 180 ° C vorheizen.
- Das gehackte Gemüse in ein ofenfestes Backblech legen.
- Mit Olivenöl beträufeln und würzen.
- Im Ofen weich rösten - ca. 40 Minuten.
- In der Zwischenzeit die Butter in einen Topf geben und den Knoblauch und den Ingwer einige Minuten anbraten.
- Die Kokosmilch dazugeben und 30 Minuten bei mittlerer bis niedriger Hitze köcheln lassen, bis sie eingekocht ist.
- Kokosmilch in eine Schüssel geben und geröstetes Gemüse hinzufügen.
- Sie können auch ein paar Gemüse pürieren, wenn Sie das so mögen.

# Haftungsausschluss

Trotz sorgfältiger und mühevoller Prüfung des hier erstellten Inhalts kann die Vollständigkeit, Richtigkeit oder Aktualität nicht gewährleistet oder garantiert werden, ebenfalls nicht bei falscher Anwendung oder Misserfolg.
Dieses Buch ist eine spiegelt die persönliche Erfahrung und Meinung des Autors wieder und sollte als Unterhaltungszweck ausgelegt werden.
Medizinische Hilfe wird durch dieses Werk nicht ersetzt und sollte damit auch nicht verwechselt werden.
Haftung oder juristische Verantwortung für falsches Interpretieren oder kontraproduktive Ausführung des Buchinhalts wird nicht übernommen

# ÜBER DEN AUTOR


1. Auflauge

Kontakt:Witali Heinitz/Novaya 1/653221 Novij Put/Russland
Coverfoto: depositphotos.com

Printed in Poland
by Amazon Fulfillment
Poland Sp. z o.o., Wrocław

16636525R00047